# Untersuchungen

über

# DIE NUCLEINE

und

## ihre Spaltungsprodukte.

Von

**Dr. A. KOSSEL,**

Assistent am physiologisch-chemischen Institut zu Strassburg.

STRASSBURG,

bei **KARL J. TRÜBNER**

**1881.**

# Untersuchungen

über

# DIE NUCLEINE

und

# ihre Spaltungsprodukte.

Von

**Dr. A. KOSSEL,**

Assistent am physiologisch-chemischen Institut zu Strassburg.

STRASSBURG,

**Bei KARL J. TRÜBNER**

**1881.**

Unter dem Namen Nucleïne sind eine Reihe von Thier- und Pflanzenstoffen vereinigt, deren Zusammengehörigkeit aus ihren chemischen Eigenschaften gefolgert wurde. Eine Anzahl dieser Körper zeigt auch eine gemeinsame physiologische Beziehung, da sie als Hauptbestandtheile der Zellkerne und verwandter Gebilde erkannt sind. Andere Nucleïne sind in kernlosen Zellen aufgefunden oder unter Verhältnissen, wo eine Beziehung zum Nucleus nicht mehr ersichtlich ist.

Wäre die chemische Zusammengehörigkeit sämmtlicher Nucleïne sicher gestellt, so dürfte man mit Recht bei allen diesen Substanzen einen physiologischen Zusammenhang — in der Funktion oder der Entstehung — voraussetzen, ja man würde den Zellkern an dem Nucleïn erkennen und die eigenthümlichen biologischen Prozesse, die sich an sein Dasein knüpfen, auch dort vermuthen, wo innerhalb der «kernlosen» Zelle ein Nucleïn nachweisbar ist.

Die chemische Untersuchung dieser Körper ist trotz der ausgezeichneten Untersuchungen Mieschers noch nicht weit genug gediehen, um solch' umfassende Schlüsse zu rechtfertigen. Die Gleichartigkeit der Nucleïne ist aus ihrem Phosphorgehalt, ihren Löslichkeitsverhältnissen und einigen weniger charakteristischen Eigenschaften erschlossen und bedarf einer tieferen Begründung durch das Studium ihrer Spaltungsprodukte und ihrer Zusammensetzung.

Durch die folgenden Untersuchungen hoffe ich einen Beitrag zur Entscheidung dieser Frage liefern zu können.

## I. Ueber eiweissähnliche Spaltungsprodukte der Nucleïne.

In der ersten Mittheilung über das Nucleïn der Eiterkörperchen vermuthete Miescher[1]), der Entdecker des Nucleïns, dass ein albuminatähnlicher Stoff bei der Zersetzung dieses Körpers durch Säuren und Alkalien entstehe. Später nahm derselbe diese Ansicht zurück[2]), das Eiweiss soll neben dem Nucleïn in den Eiterkernen vorhanden gewesen sein, «dasselbe wird eben langsamer völlig zersetzt, als das Nucleïn und scheint daher aus diesem entstanden.» Zugleich veröffentlichte derselbe Untersuchungen über das Nucleïn des Lachsspermas, aus welchen hervorgeht, dass dieser Körper einen eiweissähnlichen Atomcomplex nicht enthalten kann.

Derselbe ist frei von Schwefel, giebt mit Natronlauge und Kupfersulfat keine Violettfärbung, beim Kochen mit Millons Reagens keine Röthung und enthält N und P in dem Verhältniss 3 : 1. In Nucleïnen aus anderer Quelle fand Miescher allerdings einen bedeutenden Schwefelgehalt und abweichende Reaktionen; auf Grund dieser Befunde schloss er, dass es ein schwefelhaltiges Nucleïn gebe, »welches durch Alkalien gespalten wird in schwefelfreies Nucleïn und eine unoxydirten Schwefel enthaltende Verbindung. Diese Verbindung ist nicht Eiweiss, dafür ist der Schwefelgehalt zu hoch; eher könnte man an eine Atomgruppe denken, wie sie beim Aufbau der Keratinsubstanzen sich mit betheiligt.»

Später behauptete Lubavin, dass bei der Spaltung des Nucleïns der Kuhmilch neben der Phosphorsäure ein eiweissartiger Körper auftrete. In der mir zugänglichen Mittheilung[3]) sind keine Angaben über den Nachweis des Eiweisskörpers enthalten.

---

[1]) Medic.-chem. Untersuchungen, herausgegeben von Hoppe-Seyler. S. 456.

[2]) Verhandlungen der naturforschenden Gesellschaft in Basel, Bd. VI, S. 200.

[3]) Berichte der deutschen chemischen Gesellschaft, Bd. XII, S. 1021.

Meine Untersuchungen über diesen Gegenstand erstrecken sich auf Nucleïne aus den kernlosen Zellen der Hefe, aus den rothen Blutkörperchen des Gänsebluts und aus den Eiterzellen. Einige Resultate derselben sind bereits in kurzen Mittheilungen in der Zeitschrift für physiologische Chemie veröffentlicht.

Die Garantie dafür, dass die untersuchten Körper frei von beigemengtem Eiweiss waren, glaubte ich theils durch die Art der Darstellung, theils durch eine annähernde Constanz in dem Phosphorgehalte erlangt zu haben.

Das Nucleïn der Hefe[1]) durch Lösung der gereinigten Presshefe in einer sehr stark verdünnten Natronlauge und Fällung des Filtrats mit Salzsäure dargestellt, wurde mit verdünnter Salzsäure und Wasser gewaschen. Sechs derartige Präparate wurden auf ihren Phosphorgehalt untersucht, fünf derselben ergaben Zahlen, welche zwischen 3,28 und 3,98% lagen. Ein Präparat ergab 6,19 % P. Löw[2]), welcher die Untersuchungen von Hoppe-Seyler[3]) und mir wiederholte, erhielt ein Präparat von 3,70% P. Diese Substanzen lieferten bei der Zersetzung durch siedendes Wasser ca. 30 % eines unlöslichen Rückstandes, daneben eine beträchtliche Menge peptonartiger Substanz, wahrscheinlich durch Einwirkung der freien Phosphorsäure auf den unlöslichen Körper entstanden. Dieser Körper unterscheidet sich von den Eiweissarten durch seine Löslichkeitsverhältnisse und seinen Widerstand gegen die Pepsinwirkung, aber er liefert wie jene bei der Spaltung Tyrosin, ferner — wie es scheint — auch Leucin, giebt die Biuretreaktion und steht ihnen nahe hinsichtlich seiner procentischen Zusammensetzung (C 54,76; H 7,11; N 14,25; S 0,90). Wäre eine so bedeutende Menge eines eiweissartigen Körpers meinen Präparaten nur mechanisch beigemengt gewesen, so hätte das Auswaschen mit verdünnter Salzsäure

[1]) Ausführliche Mittheilung und Litteratur in Zeitschrift für physiologische Chemie, herausgegeb. von Hoppe-Seyler. Bd. III, S. 284, Bd. IV, S. 290,

[2]) Archiv für die gesammte Physiologie, Bd. XXII, S. 62.

[3]) Medic.-chem. Untersuchungen, herausg. von Hoppe-Seyler, Tübingen, S. 500.

bald mehr, bald weniger dieser Beimengung entfernen müssen — jene annähernd constanten Zahlen des Phosphorsäure-Gehalts wären schwer zu erklären.

Aus diesem Grunde neige ich mich zu der Ansicht, dass das Nucleïn der Hefe die — vielleicht nur lockere — chemische Verbindung eines eiweissartigen Atomcomplexes mit dem phosphorhaltigen Körper darstelle. — —

Zu ähnlichen Schlüssen führte die Untersuchung der Kernsubstanz aus den rothen Blutkörperchen des Gänsebluts[1]).

Dieser Körper wurde — nach mehrfachen fruchtlosen Versuchen früherer Autoren — von Plosz[2]) als Nucleïn erkannt.

Man gewinnt denselben aus den isolirten Blutkörperchen, indem man sie mit Wasser und Aether gelinde schüttelt. Die Kernsubstanz sammelt sich meist an der Grenzschicht zwischen Aether und Wasser. Man trennt durch Abheben oder mittelst eines Drahtnetzlöffels die Flüssigkeit von dem Ungelösten und wäscht schnell mit grossen Mengen Wasser aus. Filtriren durch Papier oder Tuch ist zu vermeiden, da es die Schnelligkeit der Operationen beeinträchtigt. Die so gewonnene Substanz ist nur noch wenig gefärbt, sie wird anfangs mit verdünnter Salzsäure, dann mit Wasser ausgewaschen und endlich mit Alkohol mehrmals ausgekocht. Man erhält auf diese Weise Präparate von rein weisser Farbe und lockerer pulveriger Beschaffenheit.

Um ein Urtheil über die Darstellungsweise dieses Nucleïns zu gewinnen, wurde die Einwirkung verschiedener Reinigungsmethoden auf den Phosphorgehalt untersucht.[3])

| | | Procente des Phosphors. |
|---|---|---|
| I. | Kernsubstanz, mit Wasser (nicht mit Salzsäure) gewaschen, mit Alkohol ausgekocht . | 5,7 |
| II. | Dieselbe, mit Wasser und Salzsäure gewaschen, dann mit Alkohol ausgekocht . . . . . | 6,01 |

[1]) Vorläufige Mittheilung: Zeitschrift für physiologische Chemie, Bd. V, S. 152.

[2]) Medic.-chem. Untersuchungen, S. 461.

[3]) Das bei dem ersten Darstellungsversuch gewonnene Präparat (3,23 % P.) ist bei dieser Zusammenstellung nicht berücksichtigt.

| | Procente des Phosphors. |
|---|---|
| III. Dieselbe, anfangs mit Wasser, dann mit Alkohol, dann mit Pepsinlösung behandelt. | 5,6 |
| IV. Dieselbe, anfangs mit Salzsäure, dann mit Pepsinlösung, endlich mit siedendem Alkohol behandelt. (Verschiedene Präparate) . . . | a) 7,12 |
| | b) 6,58 |
| | c) 6,49 |
| | d) 6,04 |

Es geht aus diesen Zahlen hervor, dass in oder neben den Zellkernen noch eine eiweissartige durch Pepsin verdauliche und in Salzsäure lösliche Substanz der lösenden Wirkung des Wassers widersteht.

Eine vollkommene Reinheit ist durch die beschriebene Darstellung nicht garantirt, indess zeigt schon die oberflächliche Untersuchung, dass hier eine ganz eigenthümliche von den Eiweissstoffen durchaus verschiedene Substanz vorliegt.

Der Körper ist unlöslich im Wasser und verdünnten Säuren, löst sich langsam in Natronlauge und bildet dann eine schleimige, fadenziehende Flüssigkeit, die durch Säunre, Barytwasser oder Kalkwasser gefällt wird. Er ist ferner löslich in rauchender Salzsäure, durch Verdünnung fällbar. Mit Natronlauge und Kupfersulphat gekocht, giebt die Substanz Biuretraktion, mit Millons Reagens gekocht nimmt die Substanz eine ockergelbe, nicht die für Eiweissstoffe characteristische rosenrothe Färbung an.

Das Nucleïn enthält Schwefel, dessen geringe Menge, wenn sie nicht durch Verunreinigungen bedingt ist, auf ein sehr hohes Molekulargewicht hinweist. 0,4220 des Präparates IV c. (s. o.) lieferten 0,0150 grm. $BaSO_4$, d. i. 0,4 % S.

Für das Studium der Spaltungsprodukte wurden diejenigen Präparate, bei welchen sich ein höherer Phosphorgehalt ergeben hatte (Präparat IV a, c, d), vereinigt zu einer Mischung, welche als Substanz A bezeichnet werden soll. Präparat III sowie das in der Anmerkung (s. o.) erwähnte Präparat[1]) bildeten Substanz B.

[1]) Der niedere Phosphorgehalt dieses Präparates war durch Ab-

Beide wurden 40 Stunden mit Wasser am Rückflusskühler gekocht und dann getrennt untersucht. Es ergaben sich folgende Gewichtsverhältnisse.

Präparat A. Menge des zersetzten Nucleïns 14,346 gr.; ungelöster Theil 5,738 gr.; Flüssigkeitsmenge 865 Cc. Dieselbe in 2 Theile getheilt:

a) 25 Ccm mit Magnesiamischung gefällt gaben 0,0780 gr. $Mg_2P_2O_7$.

b) 815 Ccm eingedampft, mit Alkohol gefällt. Niederschlag 2,761 gr. (110° getr.). Alkoholextract auf 100 Cc. eingedampft, dann in 2 Theile getheilt.

α) 50 Cc. desselben zur Trockne gebracht, gaben 1,804 gr. (110° getr.)

β) 50 Cc. mit Ammoniak und Silbernitrat gefällt, Niederschlag aus Salpetersäure umkrystallisirt, gaben 0,4020 Hypoxanthin-Silbernitrat (cf. unten).

Präparat B. Menge des zersetzten Nucleïns 14,500 gr.; ungelöster Theil 5,738 gr.; durch Alkohol gefällter in Wasser löslicher Theil 2,4395 gr.; Alkoholextract auf 155 Cc. eingedampft in 2 Theile getheilt

α) 55 Cc. gab 0,6700 gr. Trockensubstanz.

β) 100 Cc. gab 0,4150 gr. Hypoxanthin-Doppelsalz.

In Procenten ausgedrückt, ergeben sich folgende Werthe:

| | Präparat A. | Präparat B. |
|---|---|---|
| Gesammt-Phosphorsäure (nach dem Veraschen mit Soda und Salpeter) . . . | 20,5 | 11,1 |
| In freiem Zustand abgespaltene Phosphorsäure . . . . . . . . . . . . . | 16,6 | Nicht bestimmt |
| Unlöslicher Theil der Spaltungsprodukte (phosphorhaltig) . . . . . . . . . | 40,0 | 60,5 |
| Durch Alkohol fällbarer Theil der gelösten Produkte (enthielt etwas Baryt) . . . | 20,6 | 16,8 |
| In Alkohol löslicher Theil . . . . . . | 19,3 | 13,0 |
| Verlust . . . . . . . . . . . . . . | 3,5 | |
| | 100,0 | |

spaltung von Phosphorsäure während der Darstellung (nicht durch Verunreinigung) bedingt. Dasselbe enthält weniger Phosphorsäure als die ungereinigte Kernsubstanz (P. I) s. oben.

Der unlösliche Theil der Spaltungsprodukte war dem oben erwähnten eiweissähnlichem Spaltungsprodukt des Hefe-Nucleïns durchaus ähnlich. Pepsinlösung greift ihn nicht an, Natronlauge löst ihn langsam.

Ein Theil der Substanz wurde mit Barytwasser während mehrerer Tage am Rückflusskühler gekocht, der grösste Theil der Substanz war dabei in Lösung gegangen. Der Ueberschuss des Baryts wurde durch Kohlensäure entfernt, vom kohlensauren Baryt abfiltrirt, das Filtrat eingedampft, mit Alkohol gefällt. Das Alkoholextract erstarrte nach dem Abdestilliren vollständig zu einem Brei von Krystallen, welche denen des Leucins und Tyrosins glichen. Das schwerer lösliche Tyrosin wurde einigermassen isolirt und durch Hoffmanns und Pirias Reaktion mit Sicherheit erkannt.

Dass der den Eiweisskörpern eigene aromatische Atomcomplex auch diesem Spaltungsprodukte des Nucleïns zukommt, konnte noch auf eine andere Art nachgewiesen werden. Ein Theil der Substanz wurde mit Aetzkali im Oelbade erhitzt. Bei ca. 185° begann unter Aufschäumen der schmelzenden Masse eine kräftige Ammoniak-Entwicklung. Als das Schäumen nachliess, wurde die Flamme entfernt, die Temperatur war nicht über 205° gestiegen. Die erkaltete Masse in Wasser und Schwefelsäure gelöst, wurde aus der sauren Lösung destillirt. Das Destillat hatte einen widrigen fäculenten Geruch und saure Reaktion. Die Flüssigkeit wurde neutralisirt und mit Aether ausgeschüttelt, das Extract nach dem Abdestilliren des Aethers mit wenig Wasser einer erneuten Destillation unterworfen. Das Destillat gab mit rauchender Salpetersäure die für Indol charakteristische Röthung, mit Millons Reagens sehr starke Reaktion. Phenol war nicht nachweisbar. —

Einer gleichen Untersuchung wurde auch das von Miescher entdeckte Nucleïn des Eiters unterworfen. Bei der Darstellung verfuhr ich im Wesentlichen nach den Angaben dieses Forschers.

Miescher's Präparate enthielten[1]):

[1]) Verhandlungen der naturforschenden Gesellschaft in Basel, Bd. VI, S. 200.

I. 3,63 % P und 2,13 % S.
II. 3,73 % P und 1,85 % S.

Das von mir dargestellte Präparat ergab:

3,2 % P und 1,6 % S.

Eine Quantität desselben Körpers, welche 6,069 gr. bei 110° getrockneter Substanz entsprachen, wurde 40 Stunden mit Wasser gekocht. 2,9040 gr. (110° getr.) entsprechend 47,95 % blieben ungelöst. Die wässerige Lösung reagirte stark sauer. Die in freiem Zustande abgespaltene Phosphorsäure betrug 8,15 % des Nucleïns, also 80,3 % der durch Veraschung erhaltenen Gesammt-Phosphorsäure. Das Gefäss, in welchem die Zersetzung ausgeführt wurde, war mit einem Apparate verbunden, welcher die Untersuchung der von der Flüssigkeit gelieferten Gase gestattete. Es stellte sich ungefähr 2 Stunden nach beginnendem Sieden eine Schwefelwasserstoff-Entwicklung ein, die sich allmählig steigerte.

Die ungelöste Substanz wurde mit Barytwasser ca. 50 Stunden am Rückflusskühler gekocht, es blieb nur ein geringer Theil unzersetzt. Nach der Entfernung des Baryts durch Kohlensäure erstarrte die eingedampfte Flüssigkeit vollständig zu einer Krystallmasse, welche unter dem Mikroscop die Formen des Leucins und Tyrosins zeigte. Das Tyrosin war in reichlicher Menge vorhanden, es konnte durch Millons Reagens und durch Pirias Reaktion leicht nachgewiesen werden. Die Biuretreaktion blieb in der eingedampften Flüssigkeit aus.

Die vorliegenden Beobachtungen gestatten den Schluss, dass dem Nucleïn des Eiters und der rothen Blutkörperchen ein eiweissähnlicher Atomcomplex ebenso zu Grunde liegt, wie dem Nucleïn der Hefe. Es gelang hier freilich noch nicht die Phosphorsäure vollkommen abzuspalten und den unlöslichen Rückstand in einem für die Analyse geeigneten Zustand darzustellen, wir können daher noch nicht beurtheilen, wie weit sich jene Aehnlichkeit mit den Eiweisskörpern erstreckt. Sobald das Material es gestattet, hoffe ich meine Untersuchungen über das Nucleïn der rothen Blutkörperchen fortsetzen zu können.

## II. Ueber die Bildung von Hypoxanthin aus Nucleïn.

Die Untersuchung des in Wasser und Alkohol löslichen Theils der Spaltungsprodukte führte zu der Thatsache, dass das Nucleïn des Eiters, des Gänsebluts und der Hefe eine ziemlich beträchtliche Menge Hypoxanthin liefert.

Zur quantitativen Bestimmung dieses Körpers wurde die eingedampfte wässerige Lösung der Spaltungsprodukte mit Alkohol gefällt, das Alkohol-Extract nach dem Eindampfen in wässerig-ammoniakalischer Lösung mit Silbernitrat gefällt und das Hypoxanthin nach der Vorschrift von Neubauer[1]) bestimmt.

Das Nucleïn der Hefe lieferte bei solcher Behandlung:

Präp. A. 1,14%; Präp. B. 0,84% Hypoxanthin.

Das Nucleïn des Eiters ergab:

1,03% Hypoxanthin.

Menge des Nucleïns 6,069, Flüssigkeitsmenge 1230 Cc., davon 1180 Cc. gaben 0,1350 gr. salpetersaures Hypoxanthin-Silberoxyd.

Das Nucleïn aus den Kernen der Gänseblutkörperchen (cf. oben):

Präparat A. 2,64% Hypoxanthin
» B. 1,97% »

In allen Fällen gab die zum Umkrystallisiren benutzte Salpetersäure noch einen Niederschlag mit Ammoniak, der auf die Anwesenheit von Xanthin schliessen lässt.

Die Elementaranalyse des aus dem Nucleïn der Gänseblutkörperchen gewonnenen Silbernitrats gab folgende Werthe:

| | Gefunden: | Berechnet; |
|---|---|---|
| C | 19,16 | 19,61 |
| H | 1,75 | 1,31 |
| Ag | 37,7 | 35,3 |

Die Ursache für die Erhöhung des Silbergehalts konnte ich nicht in Erfahrung bringen.

Die oben angeführte Darstellungsweise schliesst den Einwand, dass das Hypoxanthin nur eine Beimengung des Nucleïns bilde, völlig aus. Ebenso ist die Annahme einer salzartigen Verbindung zwischen Nucleïn und Hypoxanthin mit

[1]) Zeitschrift für anal. Chemie, Bd. VI, S. 33.

den Eigenschaften des letzteren unvereinbar. Das Hypoxanthin ist bekanntlich eine schwache Base, deren Verbindungen mit Säuren schon durch Wasser zersetzt werden. Kocht man aber die Kernsubstanz aus Vogelblut oder die Hefe stundenlang mit Wasser in der Weise, dass die Reaktion stets neutral ist, so bleibt die Hauptmenge des Hypoxanthin ungelöst. Wird indess die Reaktion beim Kochen stark sauer, so geht dasselbe sofort in Lösung.

Erhitzt man das Nucleïn des Gänsebluts, so beginnt die Substanz bei 180° unter Schwärzung sich zu zersetzen, bei schnellem Erhitzen bläht sie sich auf. Sie entwickelt dabei einen eigenthümlichen Geruch und liefert ein krystallisirtes Sublimat. Dasselbe ist in Alkohol unlöslich, in kaltem Wasser schwer löslich und kann aus heissem Wasser, in dem es sich mit neutraler Reaktion lösst, umkrystallisirt werden. Er ist leicht lösslich in Ammoniak, diese Lösung wird durch Silbernitrat gelatinös gefällt. Diese Reaktionen stimmen mit denen des Hypoxanthins und Xanthins überein, für eine genauere Untersuchung reichte das Material nicht aus.. Hypoxanthin liefert, wie ich fand, beim Erhitzen unter theilweiser Zersetzung ein Sublimat von denselben Eigenschaften.[1]) Ein ähnliches Verhalten des Xanthins ist schon bekannt.

Das Hypoxanthin scheint kein gemeinsames Spaltungsprodukt derjenigen Körper zu sein, welche als Nucleïne bezeichnet sind. Vergebens suchte ich es unter den Spaltungsprodukten derjenigen Nucleïne, welche der Dotter des Hühnereis[2]) und das Caseïn der Kuhmilch[3]) liefern.

Entfetteter Dotter von 20 Hühnereiern wurde mit Pepsinlösung verdaut, der ungelöste Theil mit verdünnter Schwefelsäure 12 Stunden gekocht. Nach der Entfernung der Schwefelsäure mittelst Baryt, wurde die Flüssigkeit eingedampft und mit Alkohol extrahirt. Das Alkohol-Extract enthielt kein freies Hypoxanthin. In ähnlicher Weise war auch das Nucleïn der Kuhmilch untersucht worden.

---

[1]) Strecker vermuthete, dass dieses Sublimat aus Cyanursäure bestehe.

[2]) Medic.-chem. Untersuchungen, S. 502.

[3]) ibidem S. 476.

Meine Untersuchungen über diesen Punkt sind noch nicht abgeschlossen, ich kann daher die Behauptung, dass das Hypoxanthin diesen Körper fehle, nur mit Reserve aussprechen. —

Die vorliegenden Beobachtungen werfen ein Licht auf die Entstehung eines Körpers, der in fast allen Organen der Thiere gefunden war, stets indess nur in geringer Quantität.

DIe chemischen Beziehungen dieses Körpers sind fast ebenso dunkel wie seine physiologische Rolle. Man hat geglaubt, denselben durch Reduktion aus Harnsäure darstellen zu können[1]). Diese Beobachtung ist zweifelhaft und noch nicht bestätigt[2]). Sicherer ist die Ueberführung in Xanthin durch Salpetersäure[3]). Das Xanthin entsteht durch Oxidation aus Guanin und dieses hat wiederum ein charakteristisches Oxidationsprodukt mit der Harnsäure gemein: die Parabansäure. Das Hypoxanthin entsteht ferner aus Carnin, einem Körper, der von Weidel im Fleischextract entdeckt ist und nach Schützenberger auch bei der Selbstgährung der Hefe entstehen soll.

Es ist aus diesen Angaben ersichtlich, dass wir über die chemische Natur dieses Körpers kaum Andeutungen besitzen, dass insbesondere seine Beziehungen zur Harnsäure, dem bekanntesten Körper dieser Gruppe, nur sehr weitläuftige sind.

Meine Versuche, über seine chemische Constitution einigen Aufschluss zu erhalten, sind bis jetzt alle an seiner unerwarteten Widerstandsfähigkeit gegen chemische Agentien gescheitert.

Ungefähr 8 gr. Hypoxanthin wurden während 5 Tage in der Kälte mit Salzsäure und chlorsaurem Kali behandelt, der grössere Theil der Substanz wurde unzersetzt wiedergewonnen, Oxydationsprodukte waren nicht zu finden. Trägt man Hypoxanthin in siedende concentrirte Salpetersäure ein und verdampft die Säure im Wasserbad, so krystallisirt sal-

---

[1]) Annalen der Chemie und Pharmacie, Bd. 31, S. 121.

[2]) cf. Journal für prakt. Chemie, Bd. 93, 96.

[3]) Annalen der Chemie und Pharmacie, Bd. 108, S. 156.

petersaures Hypoxanthin aus. Rauchende Salpetersäure bildet das Produkt, welches sich mit Kali braunroth färbt und nach Strecker durch Reduktion in Xanthin übergeht. Uebermangansaures Kali wurde beim Kochen mit Hypoxanthin in neutraler Lösung nicht reducirt, wohl aber bei Gegenwart freier Säure. Mit verdünnter Schwefelsäure gekocht, wird das Hypoxanthin nicht verändert (s. unten). Eine gewogene Quantität Hypoxanthin wurde mit Barytwasser während 12 Stunden am Rückflusskühler gekocht, die Gesammt-Menge wurde nach der Entfernung des Baryts mit Kohlensäure als salpetersaures Hypoxanthin-Silberoxyd wiedergewonnen. Wurde Hypoxanthin mit Barythydrat gemengt in einer Platinschale erhitzt, so trat eine wahrnehmbare Ammoniakentwicklung erst dann ein, als der Baryt anfing zu schmelzen. Die geschmolzene Masse schwärzte sich nicht, das Hypoxanthin war unter Blausäure-Bildung zersetzt. Oxalsäure war nicht nachweisbar.

Die Entstehung des Hypoxanthins aus Nucleïn beweist, dass der erstere Körper in den Organen der Thiere und Pflanzen nicht nur im freien, sondern auch im gebundenen Zustand vorhanden sein muss. Das Experiment bestätigte diesen Schluss. Bringt man ein thierisches oder pflanzliches Organ unter Bedingungen, welche eine Zersetzung des Nucleïns herbeiführen, so liefert dasselbe eine bedeutend grössere Quantität Hypoxanthin als das im frischen Zustand extrahirte Gewebe. Diese Thatsache muss unsere Anschauungen über die Menge des in den Organen vorhandenen Hypoxanthins modificiren, denn die bisher eruirten Zahlen waren durch die Analyse des Extractes unzersetzter Organe gewonnen. Das physiologische Interesse an diesen Zahlen ist bedingt durch die isolirte Stellung, die das Hypoxanthin gegenüber allen anderen Spaltungsprodukten eiweissähnlicher Stoffe einnimmt und durch die Beziehungen, die es — wie oben erörtert — an die Gruppe der Harnsäure ketten. Die meisten Organe enthalten von diesem Körper mehr als von allen anderen Angehörigen dieser Gruppe, es scheint sogar, als ob das Hypoxanthin diese Gruppe bei den Lebensprocessen aller Organismen vertrete. Indess ist wohl zu berücksichtigen, dass diese Substanz vermöge einzelner chemischer Eigenschaften leichter zu erkennen, zu reinigen und quantitativ zu bestimmen ist, als Guanin, Carnin und Harnsäure.

Die bisher publicirten Bestimmungen des Hypoxanthins in thierischenGeweben sind — soweitmir bekannt — folgende[1]:

| | Procente. | | | Procente | |
|---|---|---|---|---|---|
| Muskeln vom Rind | 0,0222 | (Strecker) | Muskeln v. Rind | 0,0267<br>0,0174 | (Neubauer) |
| » | 0,0156[2] | (Städeler) | | | |
| » | 0,0161 | (Neubauer) | Muskeln v.Pferd | 0,0141 | (Scherer) |
| » | 0,0277 | » | Muskeln v.Hund | 0,025[3] | (Städeler) |
| » | 0,0221 | » | MuskelnvomKaninchen | 0,0266 | (Neubauer) |
| » | 0,0225 | » | | | |
| Leber vom Rind | 0,0113 | (Städeler) | | | |
| Milz vom Ochsen | 0,0153[3] | (Neubauer) | | | |
| Menschliches Leichenblut | 0,0014—0,0075% | (Salomon)[4] | | | |

Ausserdem ist das Hypoxanthin in geringen Mengen in fast sämmtlichen Organen des Wirbelthieres aufgefunden[5]. Reichliche Mengen von Hypoxanthin (neben Guanin) finden sich im Lachssperma[6]).

Die Methode, nach welcher das Hypoxanthin in den Organen bestimmt wurde[7]) war folgende:

Die möglichst fein zerhackten und dann gewogenen Organe (150 bis 200 gr.) werden während 12 Stunden mit mit dem fünf- bis zehnfachen Gewicht 1—2%iger Schwefelsäure gekocht, das verdampfende Wasser ersetzt. Die resultirende Flüssigkeit übersättigt man, ohne vorher zu filtriren mit Barytwasser und entfernt den Ueberschuss des Baryts durch Kohlensäure. Die Flüssigkeit wird jetzt vom Ungelösten abfiltrirt und das Filter gut mit heissem Wasser ausgewaschen. Das Filtrat wird auf 100 Cc. eingedampft, mit Ammoniak und Silbernitrat in der bekannten Weise gefällt, der Nieder-

---

[1]) Strecker, Ann. Chem. Pharm., Bd. 108, S. 137; Städeler, ebenda Bd. 116, S. 105; Scherer, ebenda Bd. 112, S. 263; Neubauer, Zeitschrift für anal. Chemie, Bd. VI, S. 33.

[2]) Hypoxanthin und Xanthin.

[3]) und »ebensoviel wenn nicht mehr Xanthin»

[4]) Zeitschr. für physiol. Chemie, Bd. II, S. 78.

[5]) Literatur bei Gmelin-Kraut, Suppl.-Bd., S. 1014, 1015.

[6]) Berichte der deutsch. chem. Gesellschaft Bd. VII, S. 1714.

[7]) Vorläufige Mittheilung über einen Theil der folgenden Untersuchungen in Zeitschrift für physiol. Chemie, Bd. V, S. 267.

schlag aus Salpetersäure umkrystallisirt und als Hypoxanthin-Silbernitrat gewogen.

Ist eine reichliche Menge reducirender Stoffe zugegen, so kann man die Fällung mit Silbernitrat in salpetersaurer Lösung vornehmen. Ist die Menge des Hypoxanthins im Vergleich zu den in Lösung befindlichen Stoffen gering, so erhält man in wässeriger ammoniakalischer Lösung keinen Niederschlag mit Silbernitrat, wie bereits von Drechsel und Salomon erörtert ist. Ich konnte das Hypoxanthin in solchen Fällen nachweisen, indem ich die ammoniakalische silbernitrathaltige Lösung mit Alkohol versetzte, bis ein Niederschlag entstand. Derselbe wurde dann mit kalter Salpetersäure etwas gewaschen und in heisser Salpetersäure gelöst. Beim Erkalten schieden sich die bekannten Krystalle des Hypoxanthinsilbersalzes aus, die dann weiterhin aus heisser Salpetersäure umkrystallisirt werden konnten.

Dass die Schwefelsäure bei diesem Verfahren eine zersetzende Wirkung auf das Hypoxanthin nicht ausübt, wurde durch folgenden Versuch constatirt. Eine ammoniakalische Hypoxanthinlösung wurde in 2 Theile getheilt; die Hälfte zur direkten Bestimmung des Hypoxanthins (als Silberverbindung) verwendet, die andere Hälfte nach 20stündigem Kochen in 2procentiger Schwefelsäure-Lösung genau in derselben Weise verarbeitet. Der erste Theil gab 0,3550 gr., der zweite 0,3420 gr. salpetersaures Hypoxanthin-Silberoxyd.

Bei der quantitativen Untersuchung thierischer Gewebe ergaben sich folgende Zahlen:

| Gewicht des frischen Organs | gr. | Salpetersaures Hypoxanthinsilbernitrat | Daraus berechnetes Hypoxanthin | Procentgehalt des frischen Organs |
|---|---|---|---|---|
| Milz (Mensch) | 147 | 0,3175 | 0,1411 | 0,096 |
| Milz (Hund) | 42 | 0,0912 | 0,0405 | 0,096 |
| Nieren (Mensch) | 229 | 0,3500 | 0,1556 | 0,068 |
| Nieren (Hund) | 89 | 0,1050 | 0,0467 | 0,053 |
| Leber (Hund) | 196 | 0,3625 | 0,1611 | 0,082 |
| Periph. Muskeln (Pferd) | 292 | 0,4450 | 0,1978 | 0,068 |
| Periph. Muskeln (Kind) | 132 | 0,1430 | 0,0636 | 0,048 |
| Herz (Mensch) | 185 | 0,1610 | 0,0716 | 0,039 |
| Gehirn (Mensch) weisse Subst. | 105 | 0,0691 | 0,0307 | 0,029 |
| Gehirn (Mensch) graue Subst. | 126 | 0,0695 | 0,0309 | 0,024 |

Eine menschliche Fettleber ergab 2,0480 gr. Hypoxanthinsilbernitrat d. i. 0,9103 gr. Hypoxanthin[1]).

Das beschriebene Verfahren diente fernerhin dazu, um das Hypoxanthin in einer Reihe von Thier- und Pflanzenstoffen aufzufinden.

Ameisenlarven lieferten eine reichliche Menge dieser Substanz.

Presshefe, welche beim Kochen mit Wasser nur äusserst geringe Mengen Hypoxanthin abspaltete, gab beim Kochen mit Schwefelsäure eine reichliche Quantität. Auf diese Weise wurden ca. 15 gr. des reinen Körpers dargestellt.

42 gr. getrocknete Speise-Morcheln, (37 Exemplare) gaben 0,074 gr. Hypoxanthin-Silbernitrat, entsprechend 0,0329 gr. Hypoxanthin, d. i. 0,07% (der getr. Substanz).

Aus 200 gr. Waizenkleie erhielt ich 0,0539 gr. Hypoxanthin-Silber-Nitrat, entsprechend 0,0239 gr. Hypoxanthin d. i. 0,012%

Sehr geringe Quantitäten dieses Körpers wurden ferner aus den Sporen von Lycopodium und dem ruhenden Samen des schwarzen Senfs dargestellt.

Im Pflanzenreich war das Auftreten des Hypoxanthins zuerst von Schützenberger[2]) und später von Salomon[3]) beobachtet worden, in beiden Fällen unter Verhältnissen, wo es als Endprodukt eines lebhaften Stoffwechsels gedeutet werden kann.

Beide Autoren glaubten eine Entstehung aus Eiweiss annehmen zu müssen. Salomon stützte diese Annahme durch

---

[1]) Herr Dr. Lebedeff, welcher für andere Zwecke in derselben Leber Fett- und Wassergehalt bestimmte, theilte mir freundlichst folgende Zahlen mit:

| | gr. |
|---|---|
| Gewicht der Leber . . . . . . . . . | 3078 |
| Fett . . . . . . . . . . . . . . . | 1150 |
| Uebrige feste Bestandtheile . . . . . | 265 |
| Wasser . . . . . . . . . . . . . . | 1663 |

[2]) Bulletin de la Société chimique de Paris, [2] T. 21, P. 204—212.

[3]) Verhandl. der physiol. Gesellschaft zu Berlin, 12. Nov. 1880, Nr. 2 und 3.

Experimente[1]), welche später von Chittenden[2]) in Kühnes Laboratorium bestätigt wurden.

Die Quantitäten, welche diese Forscher aus Fibrin erhielten, waren äuserst geringe und gestatten den Einwand, dass eine Verunreinigung des Fibrins mit den nucleïnhaltigen weissen Blutkörperchen die Ursache der Hypoxanthinbildung gewesen sei.

Es dürfen nur Nucleïn und Carnin bis jetzt mit Sicherheit als Vorstufen des Hypoxanthins bezeichnet werden, es ist daher gerechtfertigt, dass man in denjenigen Organen, welche eine reichliche Menge Hypoxanthin liefern und in denen das Carnin nicht gefunden ist, auch einen hohen Gehalt an Nucleïn vermuthet.

Ein besonderes Interesse verdient das reichliche Auftreten des Hypoxanthins im leukämischen Blut. Das Hypoxanthin hat in diesem Falle sogar für pathognostisch gegolten. Diese Erscheinung ist leicht aus obigen Befunden zu erklären. Durch die vermehrte Produktion kernhaltiger Elemente ist dem Blute und den Organen eine Quelle für postmortale Hypoxanthin-Bildung gegeben.

Dass die Bildung von Hypoxanthin in den Organen in vielen Fällen erst nach dem Tode eintritt, ist von Salomon[3]) erwiesen. Dieser Autor fand das Hypoxanthin regelmässig im Leichenblute, während es im Aderlassblute vermisst wurde. Es liegt nahe, die Zersetzung des Nucleïns der weissen Blutkörperchen, welche so ausserordentlich leicht eintritt, als Ursache dieser Veränderung zu betrachten.

---

Aus den vorliegenden Untersuchungen über die Nucleïne ist leicht ersichtlich, dass ein Urtheil über die chemischen Beziehungen der Nucleïne zu einander noch nicht gefällt werden kann. Einige derselben scheinen complicirte Körper zu sein, welche den Eiweisskörpern nahe stehen, anderen

[1]) Zeitschr. für physiol. Chemie, Bd. II, S. 88.

[2]) Untersuchungen des physiol. Instituts zu Heidelberg, Bd. II, S. 424.

[3]) Zeitschr. für physiol. Chemie, Bd. II, S. 82.

scheint eine einfachere Struktur zu Grunde zu liegen. Für einen Theil derselben bildet das Hypoxanthin ein charakteristisches Spaltungsprodukt, anderen scheint — soweit meine Beobachtungen reichen — dieser Atomcomplex zu fehlen.

Ueber die physiologische Rolle dieser Körper haben wir kaum einige Andeutungen. Unsere Aufmerksamkeit wird besonders auf die Thatsache hingelenkt, dass die Samenelemente so reich an Nucleïnen sind. Auch die physiologischen Processe, welche die »Selbstgährung» der Hefe bilden, scheinen für die Erörterung dieser Frage beachtenswerth. Hefezellen bei 30—40° mit Wasser digerirt, geben ohne Spuren von Fäulniss unter Kohlensäure-Entwicklung eine Reihe von Stoffen an das Wasser ab, von denen einige die charakteristischen Spaltungsprodukte des Hefe-Nucleïns darstellen — nämlich freie Phosphorsäure und Hypoxanthin. Wir dürfen hieraus schliessen, dass in diesem Falle, wo die Hefe gezwungen ist, von ihrer eigenen Körpersubstanz zu leben, Nucleïn zersetzt wird.

Eine Zersetzung oder Auflösung des Nucleïns scheint unter Umständen auch da Statt zu finden, wo innerhalb thierischer Gewebe ein degenerativer Vorgang Platz greift, der zum Tode der Zelle führt. In fettig zerfallenem Eiter konnte ich mit Sicherheit die Abwesenheit des Nucleïns constatiren — in der Milch freilich fehlt das Nucleïn nicht. Dass der Zellkern bei der »Nekrobiose» häufig verschwindet, darauf ist bereits vor längerer Zeit von morphologischer Seite[1]) aufmerksam gemacht.

Strassburg i. Elsass, 14. Juni 1881.

---

[1]) Virchow, Cellularpathologie 1871, S. 421; Weigert, Anatomische Beiträge zur Lehre von den Pocken. Breslau 1875. II. Th., S. 11

Strassburg, Buchdruckerei H. L. Kayser.

MIX
Papier | Fördert gute Waldnutzung
FSC® C083411

Zeitfracht Medien GmbH
Ferdinand-Jühlke-Straße 7
99095 Erfurt, Deutschland
produktsicherheit@kolibri360.de